Claudio Gil Aguilar
Baca Gamarra
Castillo López

Ondas mecánicas en monitorización cardíaca: aplicaciones en enfermería

Ondas mecánicas en monitorización cardíaca: aplicaciones en enfermería

Claudio Gil Aguilar
Baca Gamarra
Castillo López

Ondas mecánicas en monitorización cardíaca: aplicaciones en enfermería

Monitorización cardíaca mediante ondas mecánicas: herramienta clave en diagnóstico y cuidado en la salud.

Editorial Académica Española

Imprint

Any brand names and product names mentioned in this book are subject to trademark, brand or patent protection and are trademarks or registered trademarks of their respective holders. The use of brand names, product names, common names, trade names, product descriptions etc. even without a particular marking in this work is in no way to be construed to mean that such names may be regarded as unrestricted in respect of trademark and brand protection legislation and could thus be used by anyone.

Cover image: www.ingimage.com

Publisher:
Editorial Académica Española
is a trademark of
Dodo Books Indian Ocean Ltd. and OmniScriptum S.R.L publishing group

120 High Road, East Finchley, London, N2 9ED, United Kingdom
Str. Armeneasca 28/1, office 1, Chisinau MD-2012, Republic of Moldova, Europe
Managing Directors: Ieva Konstantinova, Victoria Ursu
info@omniscriptum.com

Printed at: see last page
ISBN: 978-620-0-02323-0

UNIVERSIDAD NACIONAL DEL SANTA

Departamento Académico de Enfermería

Ondas mecánicas en monitorización cardíaca: aplicaciones en enfermería

AUTORES

Baca Gamarra Nathalie

Castillo López Anthoni

Gamez Anampa Joel

Jara Zegarra Leonardo

Vásquez Visitacion Cielo

Villafana Risco Melisa

Dr. Roberto Claudio Gil Aguilar

wgilaguilar@gmail.com

CHIMBOTE – PERÚ

2025

Ondas mecánicas en monitorización cardíaca: aplicaciones en enfermería

Nathalie Fátima Baca Gamarra

(Código Orcid: 0009-0000-4532-8120)

Anthoni Anderson Castillo López

(Código Orcid: 0009-0005-9580-7716)

Edin Joel Gamez Anampa

(Código Orcid: 0009-0001-5518-4420)

Leonardo Sebastian Jara Zegarra

(Código Orcid: 0009-0001-1196-2374)

Cielo Shantal Natalia Vasquez Visitacion

(Código Orcid: 0009-0005-6614-4407)

Melisa Adelina Villafana Risco

(Código Orcid: 0009-0009-9077-9698)

Dr. Roberto Claudio Gil Aguilar

Codigo Orcid: 0000 – 0003 – 4704 - 4468

CHIMBOTE – PERÚ, 2025

ÍNDICE

RESUMEN:

La monitorización cardíaca basada en ondas mecánicas es una herramienta clave en el diagnóstico y cuidado de pacientes, permitiendo obtener información precisa sobre parámetros como el gasto cardíaco y la presión arterial. Estas tecnologías, ampliamente utilizadas en enfermería, facilitan la interpretación de la actividad cardíaca en tiempo real, promoviendo un cuidado seguro y eficiente en entornos críticos.

En este trabajo estudia la importancia de las ondas mecánicas en la monitorización cardíaca y su impacto en el diagnóstico clínico mediante una revisión bibliográfica planificada. Se destacan los principios físicos que sustentan estas tecnologías y el rol esencial de la enfermera en la gestión de dispositivos de monitoreo. La metodología empleada fue el enfoque exploratorio-descriptivo, la cual es la recopilación de literatura científica indexada de alta calidad y confiabilidad.

Palabras Clave: Monitoreo, diagnóstico, enfermería, ondas, cardiaca.

ABSTRACT:

Mechanical wave-based cardiac monitoring is a key tool in the diagnosis and care of patients, providing precise information on parameters such as cardiac output and blood pressure. These technologies, widely used in nursing, facilitate the interpretation of real-time cardiac activity, promoting safe and efficient care in critical settings.

This study examines the importance of mechanical waves in cardiac monitoring and their impact on clinical diagnosis through a planned bibliographic review. It highlights the physical principles underpinning these technologies and the essential role of nurses in managing monitoring devices. The methodology employed was an exploratory-descriptive approach, involving the collection of high-quality and reliable indexed scientific literature.

Keywords: Monitoring, diagnosis, nursing, waves, cardiac.

I. INTRODUCCION:

La monitorización de la salida cardíaca, esencial para la vigilancia clínica, utiliza métodos de análisis de onda de pulso, que permiten un monitoreo continuo de parámetros clave como el volumen sistólico (SV) y el gasto cardíaco (GC), a partir de las variaciones. presión arterial. Esta técnica se ha implementado en diversos dispositivos, como el sistema Nexfin, que emplea un modelo basado en la onda de pulso para obtener datos confiables de la presión arterial y otros indicadores cardíacos sin necesidad de calibración externa (Tang et al., 2022 y Kobe et al., 2019)

En España existe una falta de homogeneidad en la disponibilidad de datos sobre COVID-19, especialmente en el ámbito de los servicios de salud. La monitorización de enfermedades infecciosas en el país tradicionalmente ha consistido en el registro de casos y mortalidad, un enfoque que puede ser adecuado para enfermedades con menor impacto, pero que es insuficiente para gestionar una pandemia. A raíz de esta limitación, el Ministerio de Sanidad incluyó dos indicadores adicionales en su plan para la gripe A: hospitalización en planta y ocupación en UCI, con lo que se configuraron cuatro parámetros básicos de vigilancia epidemiológica: casos diagnosticados, hospitalización, ingresos en UCI y fallecimientos. (Guisado et. al., 2022)

Otra innovación clave en la monitorización es el uso de radares de onda milimétrica, que permiten el monitoreo sin contacto de las señales mecánicas del corazón. Estos radares detectan las variaciones mínimas en los movimientos de la superficie torácica provocados por la actividad cardíaca, capturando el movimiento mecánico con precisión submilimétrica. Esta técnica aprovecha la relación entre la actividad eléctrica y mecánica del corazón, conocida como el mecanismo ECC, para reconstruir la información del electrocardiograma (ECG) a través de los cambios en la superficie corporal generados por el pulso cardíaco (Chen et al., 2022)

Estos avances en sensores mecánicos y métodos sin contacto representan una gran promesa para la monitorización cardíaca continua en entornos clínicos y críticos. La precisión y confiabilidad de estas tecnologías han mejorado con el tiempo, lo cual es crucial para brindar una resolución (Kobe et al., 2019).

Al ingresar un paciente al hospital, los profesionales de salud emplean dispositivos tecnológicos avanzados para monitorear, diagnosticar y tratar a los pacientes críticos, asumiendo el riesgo bajo una normativa legal que el equipo y los familiares deben comprender y aceptar con el fin de salvar la vida. del paciente (Moreno et al., 2021). Los avances tecnológicos en medicina moderna han permitido la implementación de técnicas de monitorización para una atención intensiva, precisa y objetiva, fundamental en pacientes con alta gravedad y propensión a complicaciones clínicas durante su estadía hospitalaria (Moreno et al., 2021).

La monitorización puede ser invasiva o no invasiva. La primera implica la introducción de instrumentos en el cuerpo para obtener datos críticos que faciliten la valoración y estabilización del paciente, a pesar del riesgo asociado, particularmente en quienes tienen condiciones delicadas (Moreno et al., 2021).

Por otro lado, la monitorización no invasiva utiliza métodos externos, como esfigmomanómetros y termómetros, o dispositivos especializados que permiten visualizar parámetros continuos mediante sensores colocados sobre el paciente (Care-Taker, 2020).

La monitorización del ciclo cardíaco, por ejemplo, se realiza a través de la electrocardiografía (ECG), que registra la actividad eléctrica del corazón en una pantalla osciloscópica. El eje horizontal del ECG mide el tiempo y el vertical, la intensidad del estímulo eléctrico, permitiendo visualizar las distintas ondas que forman el ciclo cardíaco y que reflejan el funcionamiento cardíaco en tiempo real (Gimeno et al., 2020). Las señales obtenidas del ECG provienen de la actividad eléctrica del tejido muscular cardíaco, activando en el nodo sinoauricular (SA) con la onda P, seguido del complejo QRS (despolarización ventricular) y finalizando con la onda T (repolarización ventricular) (Jiménez et al., 2019).

El aumento en la incidencia de enfermedades cardiovasculares y las demandas de los pacientes en atención crítica hacen esencial la formación de los equipos sanitarios en la utilización de tecnologías de monitorización de vanguardia. Este estudio, con el objetivo de ofrecer un entendimiento más detallado acerca de la relación entre las ondas mecánicas y los sistemas de monitoreo cardíaco, busca perfeccionar las prácticas de atención, disminuir los peligros y potenciar la seguridad y eficiencia en el cuidado intensivo (Berry, 2022).

En este contexto, el papel de la enfermera en la vigilancia cardíaca es significativo, dado que requiere el saber técnico y clínico para manejar los equipos de seguimiento, examinar los datos producidos y tomar decisiones fundamentadas en la evaluación constante del estado del paciente. Esta investigación respalda su importancia al no solo tratar los principios físicos de las ondas mecánicas en la tecnología de seguimiento, sino también al subrayar cómo estas habilidades técnicas potencian la práctica profesional de la enfermería (Martínez Collado, 2019).

Este estudio se llevó a cabo por la necesidad de recopilar y sintetizar la evidencia existente sobre el uso de ondas mecánicas en la monitorización cardíaca y sus aplicaciones en enfermería. De acuerdo con (Krittanawong, 2021) Los avances tecnológicos en informática han llevado a la introducción de nuevos biseñales fisiológicas que pueden aumentar la frecuencia con la que se pueden detectar anomalías en los parámetros cardiovasculares, lo que hace que el diagnóstico automatizado a nivel experto sea una realidad.

Este trabajo de investigación contribuirá a aportar más conocimiento en la literatura científica, proporcionando una base sólida que permita a los profesionales en enfermería, y cualquier trabajador del área de la salud a mejorar su competencia en la interpretación y utilización de las ondas mecánicas para la toma de decisiones clínicas, promoviendo un cuidado más seguro y de alta calidad.

El propósito de esta investigación es estudiar el papel de las ondas mecánicas en la monitorización cardíaca y su aplicación en el ámbito de la enfermería, con un enfoque en los avances tecnológicos y métodos no invasivos que optimizan la evaluación y respuesta en cuidados críticos. Se pretende identificar cómo las características físicas de las ondas, como la frecuencia y la intensidad, influyen en la precisión de los dispositivos de monitoreo, especialmente en la medición de parámetros como el gasto cardíaco y la presión arterial. Además, el estudio busca destacar la importancia de estos métodos para que los profesionales de enfermería puedan interpretar datos en tiempo real y realizar intervenciones informadas y seguras.

El objetivo general de este estudio es evidenciar la relación entre las ondas mecánicas y su aplicación en la monitorización cardíaca. Para alcanzar este propósito, se plantean varios objetivos específicos: en primer lugar, describir los principios físicos de las ondas mecánicas y su aplicación en la tecnología de monitorización cardíaca; en segundo lugar, definir los conceptos clave de monitorización cardíaca y ondas mecánicas, proporcionando una base teórica sólida; y, finalmente, indicar el rol de la enfermera en la monitorización cardíaca, destacando su importancia en el uso de esta tecnología para la evaluación y el cuidado del paciente.

II. METODOLOGIA:

En este trabajo de investigación se empleó el enfoque de Hernández, para analizar y sintetizar la evidencia científica existente acerca del uso de ondas mecánicas en la monitorización cardíaca y sus aplicaciones en enfermería. Este método permitió identificar estudios relevantes que contribuyen a mejorar la práctica clínica y a optimizar el diagnóstico y cuidado de pacientes. Según Hernández et al. (2014), la revisión de literatura es una herramienta esencial para fundamentar trabajos de investigación al proporcionar un marco teórico sólido y actualizado.

La recopilación de literatura científica, empleado en el presente artículo, se llevó a cabo en bases de datos académicas reconocidas como Scielo, Scopus, PubMed y Web of Science. Se utilizaron términos clave, como "mechanical waves", "cardiac monitoring" y "nursing applications", combinados con operadores booleanos (AND, OR) para ampliar y refinar los resultados obtenidos. Este procedimiento permitió la selección de artículos publicados en los últimos cinco años, priorizando aquellos con mayor impacto en el área de salud. Además, se recopilaron informes de investigaciones realizadas por universidades nacionales e internacionales que contenían datos significativos relacionados con el tema de estudio (Gallego et al., 2019).

La información obtenida se organizó en carpetas digitales por temática, fecha y relevancia, facilitando su posterior análisis. Se emplearon fichas temáticas y sincréticas para resumir el contenido de cada fuente, incluyendo datos relevantes como el título del estudio, autor, año de publicación, objetivos, metodología, resultados y conclusiones. Estas fichas resultaron fundamentales para sistematizar la información y vincular los hallazgos a la problemática planteada en esta investigación (Martínez y Salinas, 2020).

El análisis de la información se realizó de manera cualitativa, identificando las relaciones directas entre las ondas mecánicas y su impacto en la monitorización cardíaca en el ámbito de enfermería. Se evidenció que el uso de estas tecnologías ha permitido una mayor precisión en los diagnósticos, mejorando así los resultados en la atención al paciente. La información analizada también destacó la importancia de la capacitación profesional en el manejo de estas herramientas, contribuyendo al desarrollo de competencias avanzadas entre los profesionales de enfermería (Morin, 2021).

La técnica utilizada fue la elaboración de fichas digitales, lo que permitió clasificar y sintetizar la información de manera organizada. Se diseñaron tablas en formato digital de 4x2 columnas-filas que incluían los datos principales de cada referencia, como el título del artículo, autor, fecha de publicación, y un resumen o análisis del contenido. Este instrumento fue clave para asegurar la claridad y la precisión en el tratamiento de la información, además de facilitar la integración de los datos relevantes en el marco teórico de esta investigación.

Tabla 1

Ficha sincrética.

Datos de trabajo de investigación:	
Datos: localización de la fuente de información. Link de página http://.	
Contenido de ficha.	Resumen.
Tipo de ficha Ficha de investigación.	P.

III.   RESULTADOS:

Tras una exhaustiva búsqueda en bases de datos académicas como Google Escolar, Scopus y SciELO, entre otras, hemos recopilado y resumido los antecedentes de la investigación, incluyendo referencias nacionales e internacionales.

Ruiz (2019), en su trabajo de investigación tiene por finalidad, desarrollar un sistema no invasivo para la adquisición de señales cardíacas con el fin de monitorearlas en adultos mayores en Bogotá, aplicando una investigación cuasiexperimental estableciendo relaciones causa y efecto sin la rigurosidad del completo control de la variable de medida, en este caso la frecuencia cardíaca y la presión arterial, alcanzando las siguientes conclusiones: (a) La fotopletismografía es un método no invasivo sencillo, económico, del cual se pueden extraer diagnósticos de diferentes enfermedades en relación con el flujo sanguíneo, (b) El método presentado necesita la adquisición de una señal única, minorizando su complejidad sin penalizar el error y facilitando la portabilidad del sistema de adquisición.

Ortiz y Cuadra (2021), en su investigación, buscaron automatizar el método de triangulación utilizado para detectar ondas de pulso en señales con alta variabilidad en la frecuencia cardíaca. Para ello, se aplicó un enfoque metodológico que evaluó registros simultáneos de electrocardiograma (ECG) y ondas de pulso en 37 pacientes sanos. Como principales hallazgos, concluyeron que: (a) el método de triangulación de áreas es altamente efectivo para identificar el inicio de las ondas de pulso en registros fotopletismográficos, sin requerir el uso del ECG, y (b) su efectividad aumenta significativamente al incorporar un Filtro de medios móviles, lo que mejora su potencial aplicación en el diagnóstico de enfermedades.

Figura 1

Señal de fotopletismografía filtrada:

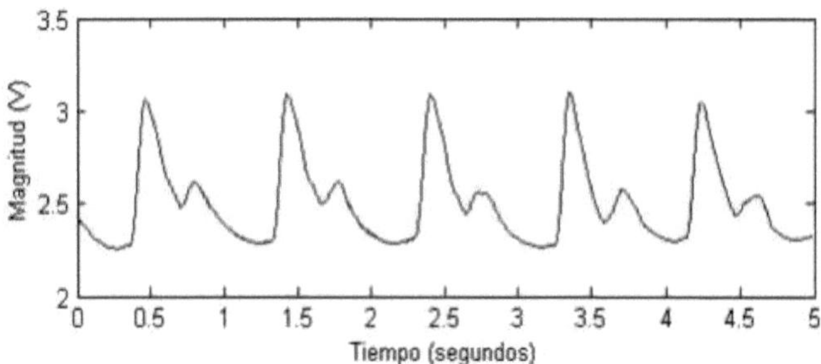

Figura 3.3 Señal de fotopletismografía filtrada.

Nota: la Fig. 1, muestra una señal de fotopletismografía (PPG) filtrada, utilizada para medir los cambios en el volumen sanguíneo en los vasos periféricos debido al pulso cardíaco. La señal se extiende de 0 a 5 segundos en el tiempo, con una magnitud que oscila entre 2.0 V y 3.5 V. Se observan aproximadamente 5 ciclos completos, lo que indica una frecuencia cardíaca estimada de 60 pulsos por minuto (ppm), valor típico en reposo. Cada ciclo presenta un pico principal correspondiente a la onda sistólica y un descenso con ondulaciones secundarias, asociados a las ondas dicrotas. Esta señal regular y estable permite monitorear de manera no invasiva la frecuencia cardíaca y la variabilidad del pulso.

Marite y Neptali (2023), en su investigación, se propusieron evaluar la efectividad de la onda pletismográfica como herramienta para predecir la respuesta a la fluidoterapia intraoperatoria en pacientes bajo ventilación mecánica con anestesia general. Su metodología consistió en un estudio aplicado a 22 pacientes en estas condiciones, realizado en el Hospital de Clínicas. Los resultados concluyen que la onda pletismográfica es un indicador confiable y de fácil interpretación, facilitando la identificación de pacientes que responden positivamente a la terapia hídrica. Además, se encontró evidencia significativa que respalda su utilidad en la optimización del suministro de líquidos intravasculares durante diversos procedimientos quirúrgicos.

Gorrasi et al. (2019), en su investigación, se plantearon analizar las mediciones de gasto cardíaco obtenidas mediante ecocardiografía transtorácica y catéter arterial pulmonar en pacientes sometidos a ventilación mecánica. Este estudio experimental se llevó a cabo con 16 pacientes, evaluando el gasto cardíaco mediante ambos métodos en distintos niveles de presión positiva al final de la espiración. Los resultados indicaron que, en condiciones de presión positiva elevada al final de la espiración, las mediciones realizadas con ecocardiografía transtorácica son comparables a las obtenidas mediante el catéter arterial pulmonar.

Barranco (2020), en su investigación, buscó validar la medición del gasto cardíaco a través del sistema CAP (gasto cardíaco continuo) y el sistema PiCCO en dispositivos de asistencia mecánica circulatoria (AMC). Mediante un estudio experimental que utilizó el análisis de Bland-Altman para evaluar la precisión de los sistemas de monitorización, concluyó que tanto el sistema CAP (GCC) como el PiCCO son herramientas potencialmente confiables para medir el gasto cardíaco en dispositivos de asistencia mecánica cardíaca de flujo continuo.

Vásquez (2021), en su trabajo de investigación tuvo como objetivo principal de diseñar e implementar un dispositivo capaz de captar las señales eléctricas del corazón, procesarlas e identificar en tiempo real la presencia de fibrilación auricular (FA) en pacientes postrados, emitiendo una alerta remota. De esta manera concluyó que logró crear un sistema funcional para adquirir señales electrocardiográficas (ECG) en la derivación DII, detectando anomalías relacionadas con FA y enviar alertas mediante SMS.

Fig. 2 Comparación de un ECG de un corazón sano ECG de una Fibrilación Auricular

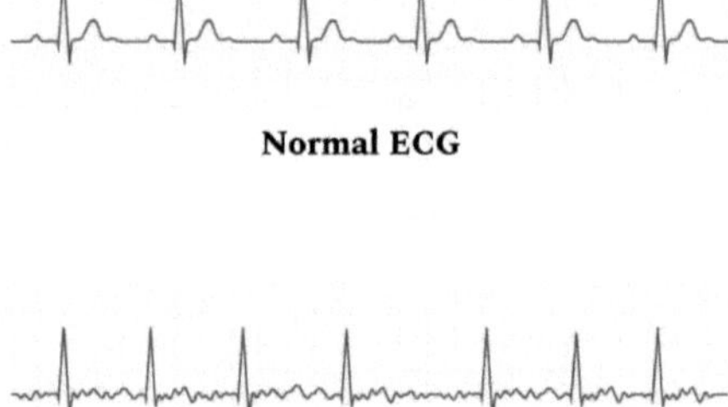

Fig. 2 Comparación de un ECG de un corazón sano ECG de una Fibrilación Auricular

Nota: En la fig. 2 compara un ECG normal con un ECG de fibrilación auricular. En el ECG normal se observa un ritmo regular con ondas P claramente definidas, seguidas del complejo QRS y la onda T, representando un ciclo cardíaco ordenado y constante. En cambio, en la fibrilación auricular, el ritmo es irregular y no se identifican ondas P, evidenciando una actividad auricular desorganizada y caótica, con intervalos RR variables y una frecuencia cardíaca más rápida e inestable. Este patrón es característico de una arritmia que requiere evaluación clínica y manejo adecuado.

Marquina (2018) en el desarrollo de su investigación tuvo como objetivo diseñar sistema electrónico portátil diseñado para captar, procesar y mostrar la señal electrocardiográfica (ECG) de un paciente. Este sistema permite registrar la frecuencia cardíaca y transmitirla vía Bluetooth a un especialista. Orientado a emergencias, busca beneficiar a pacientes que no pueden ser trasladados a centros de salud, reduciendo costos y mejorando la atención prehospitalaria. La herramienta, dirigida a las unidades paramédicas del Cuerpo General de Bomberos Voluntarios del Perú (CGBVP), contribuye al control y monitoreo en situaciones críticas para prevenir riesgos cardiovasculares.

Jara & Melgarejo (2018) En su proyecto, establecieron el diseño de un prototipo no invasivo para medir y transmitir la frecuencia cardíaca de pacientes con arritmias cardiacas en tiempo real. Utilizando tecnología de pulsioxímetro, el dispositivo obtiene datos sobre la frecuencia cardíaca en reposo o máximo, conforme a los rangos establecidos por la Asociación Americana del Corazón y la American Cancer Society. La información es enviada de manera inalámbrica a un dispositivo móvil y, a su vez, retransmitida a un especialista médico, facilitando el monitoreo ambulatorio y mejorando la calidad de vida de los pacientes.

Alcorta & Pinedo (2021), en su proyecto de investigación tiene como objetivo el desarrollo de un sistema electrónico biomédico portátil para mejorar el monitoreo y registro de signos vitales en los hospitales de Trujillo. El sistema está diseñado para medir signos vitales como la temperatura, el pulso y la oximetría, utilizando sensores específicos y un módulo central de procesamiento. Los datos procesados se visualizan a través de una aplicación desarrollada exclusivamente para el prototipo. La investigación demuestra que el prototipo tiene una alta precisión, comparable con dispositivos aprobados por el DIGEMIN, lo que confirma su eficacia en el monitoreo de pacientes.

Villa (2023), en su trabajo de investigación tiene como objetivo diseñar un sistema de medición de la frecuencia cardíaca para pacientes en zonas rurales, utilizando redes neuronales. El sistema consta de tres partes principales: un procesador, un sensor y un visualizador de datos para medir la frecuencia cardíaca, paneles fotovoltaicos que convierten la energía solar en electricidad para cargar las baterías del sistema, y un sistema de análisis de datos del ritmo cardíaco. Este sistema está diseñado para apoyar el diagnóstico de enfermedades cardíacas, como las arritmias, en áreas sin acceso a electricidad. Se incluye una investigación sobre los sensores y circuitos necesarios, seguido del diseño del hardware y una interfaz de software libre para representar, procesar y almacenar la información.

Álvarez (2019), diseñaron un oxímetro de pulso para monitorear la saturación de oxígeno en pacientes, con el objetivo de prevenir daños causados por niveles inadecuados de oxígeno. El sistema utiliza sensores comerciales de monitores hospitalarios (como Nellcor, Nonin, Edan, Philips y BCI), que acondicionan la señal para su procesamiento en un microcontrolador. La información procesada se muestra en una pantalla, mejorando la atención en entornos hospitalarios como salas de emergencia, cuidados intensivos y operaciones, donde el monitoreo de la saturación de oxígeno es esencial.

Arteaga, (2021), su proyecto consistió en el diseño e implementación de un dispositivo portátil e inalámbrico para la detección y transmisión de señales electrocardiográficas en pacientes post-ablacionados. Su propósito es permitir la monitorización remota durante la recuperación de estos pacientes, especialmente aquellos en tratamiento con medicación antiarrítmica. El dispositivo utiliza electrodos húmedos para captar la señal, que luego es acondicionada mediante filtros y amplificadores (AD8232) antes de ser digitalizada por un microcontrolador. La información procesada se envía por Bluetooth a una aplicación Android, que alerta al usuario ante cualquier anomalía cardiológica.

González & Barría (2018) diseñaron un prototipo de sistema experto con inferencia difusa, con el fin de monitorizar signos vitales en adultos mayores. Este sistema recoge datos en tiempo real, los envía a una base de datos vía Wi-Fi y notifica al cuidador mediante alertas en un dispositivo móvil si se detectan variaciones significativas. Además de detallar la teoría y los componentes del sistema, se presenta una tabla comparativa que destaca sus ventajas frente a otros proyectos. El sistema busca complementar el trabajo de los cuidadores médicos, actuando como un asistente domiciliario para adultos mayores en estados críticos, encamados o viviendo solos.

Escalante (2020), tuvo como objetivo analizar la relación entre el sistema SCADA y las señales cardiacas de los pacientes del área de cardiografía del Hospital de Emergencia Villa El Salvador. Utilizando una metodología básica y correlacional, aplicando técnicas como observación, entrevistas, encuestas estructuradas y análisis documental. La población incluyó a 54 pacientes, y los datos fueron procesados con SPSS 25.0. Los resultados, evaluados mediante la correlación de Spearman, mostraron un valor de 0.707, lo que indica una asociación significativa entre el sistema

SCADA y las señales cardiacas. Se concluye que el sistema SCADA tiene una relación significativa con las señales cardiacas, destacándose su utilidad para optimizar la monitorización en el área de cardiografía.

Yupanqui y Roncal (2018), propone un módulo portátil para adquirir señales electrocardiográficas mediante electrodos. Los datos son transmitidos vía Bluetooth a una computadora, permitiendo el monitoreo en tiempo real y el análisis de pulsaciones por minuto en pacientes de zonas rurales. La tecnología desarrollada responde a la falta de acceso a equipos avanzados en comunidades remotas. Durante las pruebas, el sistema presentó un margen de error del 0.54%, cumpliendo los estándares de la normativa ANSI/AAMI EC 13:2002.

Santillan (2022), presenta un plan estandarizado de cuidados de enfermería en pacientes con insuficiencia cardíaca congestiva en una unidad de trauma shock. Este trabajo destaca la importancia de capacitar al personal de enfermería en técnicas de monitoreo y atención crítica para reducir el tiempo de hospitalización y mejorar la calidad de vida de los pacientes. Además, se remarca el rol del profesional de enfermería en la identificación temprana de riesgos asociados.

Figura 3

Monitorización cardiaca de una enfermera a un paciente con insuficiencia cardiaca en la unidad de trauma shock.

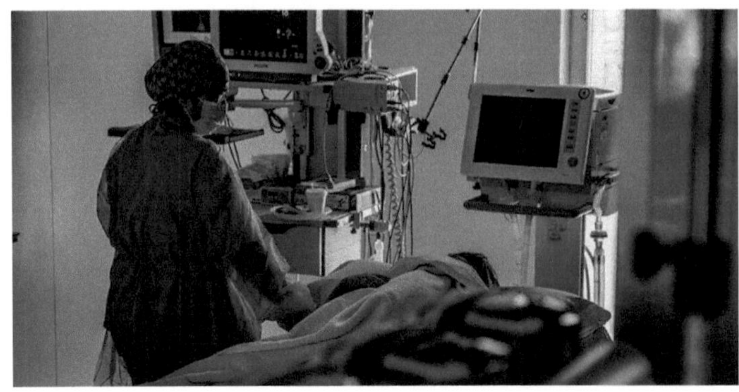

Nota: la fig. 3 muestra a una enfermera, equipada con bata, guantes y mascarilla, atendiendo a un paciente en una unidad de cuidados intensivos (UCI). El entorno está lleno de equipos médicos avanzados, como monitores cardíacos y respiratorios, utilizados para la **monitorización continua** de los signos vitales del paciente. Este escenario refleja la importancia de la **atención crítica** y el uso de **tecnología especializada** para garantizar el control y cuidado constante en pacientes con condiciones delicadas.

Miranda (2023), realizó un estudio donde evalúa a 252 pacientes de Arequipa que presentaron secuelas cardíacas tras la infección por COVID-19. Utilizando monitoreo Holter, se identificaron patrones de variabilidad cardíaca y arritmias, incluyendo fibrilación auricular y taquicardia ventricular. La investigación resalta la importancia del monitoreo continuo y la necesidad de intervenciones tempranas para prevenir complicaciones en pacientes con comorbilidades preexistentes. Los hallazgos ofrecen una base para fortalecer el diagnóstico y manejo de patologías cardiovasculares en contextos locales.

Chambi & Rosales (2019), propone un sistema de monitoreo cardíaco basado en tecnología Arduino y comunicación GSM/GPRS. Aplicado a 30 pacientes ambulatorios, el prototipo permitió un monitoreo en tiempo real y alertas inmediatas mediante SMS o llamadas en caso de anomalías. El tiempo de obtención de datos se redujo significativamente de 29.2 horas a 1.63 horas, demostrando la eficiencia del sistema. La tecnología de bajo costo y software libre utilizada ofrece un enfoque replicable para futuros desarrollos en monitoreo de salud.

Este trabajo realizado en el Hospital III Suárez Angamos por Chaca (2023), analizando el nivel de conocimiento sobre electrocardiogramas (ECG) e interpretación de alteraciones cardíacas en 30 enfermeras. La investigación, de enfoque cuantitativo y diseño transversal, mostró que el 50% de las encuestadas tiene un nivel de conocimiento regular sobre ECG, mientras que el 53.3% presenta un nivel regular en la interpretación de alteraciones cardíacas. Esto subraya la necesidad de capacitación continua en técnicas de monitoreo cardíaco para mejorar el desempeño en el área de emergencias.

Casas (2023), desarrolló un sistema basado en algoritmos como Pan-Tompkins y transformada Wavelet para detectar alteraciones en el complejo QRS y otras anomalías cardíacas como taquicardias y bradicardias. La implementación incluyó pruebas con señales ECG reales, logrando una alta precisión del 99.79% en la detección de arritmias. La investigación resalta el potencial de estos algoritmos para integrarse en dispositivos portátiles usados por personal de salud.

Rose et al. (2017), implementa un sistema que combina sensores ECG, algoritmos avanzados como redes neuronales, y comunicación móvil para monitorear en tiempo real a pacientes ambulatorios. El sistema detecta anomalías cardíacas (arritmias, bradicardias) y envía alertas a centros hospitalarios a través de aplicaciones móviles y servicios web. Este desarrollo destaca por su capacidad de integración en entornos clínicos y domiciliarios.

Flores (2018), desarrolló un sistema wearable denominado "INTCAP" para monitorear anomalías cardíacas en tiempo real. El dispositivo utiliza tecnología Arduino Nano y el módulo Shield SIM900 para recolectar datos del ritmo cardíaco y enviar alertas automáticas a cardiólogos mediante una plataforma web. La investigación demostró que este sistema permite actuar de forma oportuna ante variaciones críticas del ritmo cardíaco, mejorando el tiempo de respuesta en emergencias.

Toledo et al. (2017), propone un sistema portátil que combina hardware y software para monitorear señales electrocardiográficas (ECG) en tiempo real. El sistema envía alertas automáticas a través de comunicación celular, notificando a familiares o médicos sobre eventos cardíacos críticos. Además, se registra la información en un servidor web para análisis clínico e investigación. Este desarrollo facilita la detección temprana de cardiopatías en pacientes ambulatorios en el Perú.

Chambi (2019), presenta un prototipo que utiliza tecnología GSM/GPRS y software de código abierto para monitorear el ritmo cardíaco de pacientes ambulatorios. En caso de detectar anomalías, el sistema genera alertas automáticas vía SMS o llamadas a familiares. Durante las pruebas, el tiempo para registrar la frecuencia cardíaca se redujo significativamente, destacando la efectividad del sistema en el monitoreo en tiempo real.

Chávez (2024) diseñó un dispositivo portátil que emplea un microcontrolador ESP32 W y un circuito integrado AD8232 para la adquisición de señales cardíacas en tiempo real. La visualización de los datos, como la frecuencia cardíaca (registrando 62 latidos por minuto en las pruebas), se realiza a través de una interfaz gráfica creada con App Inventor. El sistema incorpora un filtro digital pasa-altos con una frecuencia de corte de 0.1 Hz, lo que garantiza mediciones precisas y confiables. Este dispositivo se destaca por su utilidad para prevenir complicaciones cardíacas en pacientes con insuficiencia cardíaca.

El trabajo propone un sistema biomédico portátil que combina sensores de temperatura, pulso y oximetría para monitorear y registrar signos vitales. Los datos son procesados en una aplicación exclusiva, lo que mejora la accesibilidad y precisión del monitoreo. El sistema fue validado con instrumentos aprobados por DIGEMID, mostrando resultados confiables y prácticos para hospitales (Alcorta, 2021).

Bejarano (2023), tecnología basada en computación en la nube y microcontroladores para medir signos vitales como pulso, temperatura y saturación de oxígeno. Implementa sensores y plataformas como ThingSpeak para transmisión de datos en tiempo real, con validación estadística que demostró alta precisión en pruebas realizadas. Este enfoque mejora la calidad de la atención domiciliaria.

Chávez (2019), emplea inteligencia artificial y electrocardiografía para analizar signos vitales como frecuencia cardíaca, respiratoria y saturación de oxígeno. Diseñado para pacientes con insuficiencia cardíaca, utiliza lógica difusa para generar alertas en tiempo real, mejorando la respuesta médica ante alteraciones críticas.

Este sistema portátil captura señales cardíacas en tiempo real utilizando tecnología Bluetooth y las envía a una aplicación móvil.

Posteriormente, los datos son transmitidos a una plataforma centralizada para su análisis por médicos. Ofrece una solución continua para monitorear y detectar eventos cardíacos raros, superando las limitaciones de los monitores Holter tradicionales (Bracho et al, 2020).

Ramos et al. (2020), en su proyecto desarrolla una solución tecnológica para monitorear la evolución de enfermedades crónicas mediante dispositivos móviles y una interfaz web conectada a un servidor central. Los pacientes y médicos pueden acceder a los datos en tiempo real desde cualquier ubicación con conexión a internet. Incluye funcionalidades específicas para enfermedades como la diabetes mellitus, pero es adaptable para otras condiciones cardiovasculares.

Alcorta et al. (2021) en su trabajo desarrolla un sistema portátil que mide temperatura, pulso y oximetría mediante sensores avanzados. Los datos procesados se visualizan en una aplicación móvil, ofreciendo precisión comparable a instrumentos aprobados por DIGEMIN. El sistema mejora el monitoreo domiciliario y hospitalario, con aplicaciones en la gestión de signos vitales para una atención médica más eficiente.

Un movimiento ondulatorio se define como la propagación de una perturbación en una propiedad específica de un medio. Este medio puede ser agua, aire o incluso el vacío. Por ejemplo, el sonido, las ondas que se generan al lanzar una piedra en un estanque, o las ondas que emiten las estaciones de radio y televisión. Aunque los mecanismos físicos pueden diferir entre los diversos tipos de movimientos ondulatorios, todos ellos comparten una característica común: son fenómenos que se producen en un punto del espacio y se propagan a través de él, siendo percibidos en otro punto. (Armesto & Rojas, 2022)

Calderón (2020) señala que una onda mecánica se define como cualquier perturbación que ocurre en un medio elástico, el cual se caracteriza por permitir la propagación de ondas, gracias a sus propiedades de elasticidad e inercia, facilitando así el transporte de energía.

Las ondas mecánicas surgen como resultado de una perturbación y requieren de un medio material para propagarse. Estas se dividen en tres categorías principales: longitudinales, donde las partículas del medio oscilan en la misma dirección que la propagación de la onda; transversales, en las que las partículas vibran de forma perpendicular a la dirección de la onda; y lineales, caracterizadas por propagarse en una única dimensión o siguiendo una trayectoria rectilínea (Méndez et al., 2024).

Las perturbaciones en el entorno del generador se manifiestan como ondas longitudinales. Por ejemplo, cuando las ondas sonoras viajan a través del aire, los componentes del aire oscilan, provocando fluctuaciones en la densidad y la presión a lo largo de la dirección de propagación de la onda (Arias, 2020).

De acuerdo con Veloza et al. (2019), la variabilidad de la frecuencia cardíaca se refiere a las diferencias en el tiempo entre los intervalos RR en un electrocardiograma. Estas variaciones reflejan la influencia del sistema nervioso autónomo en la actividad del corazón.

Entre los métodos disponibles para medir la variabilidad de la frecuencia cardíaca, el electrocardiograma de 24 horas es el más empleado. Esta técnica registra gráficamente las ondas R producidas en cada latido, permitiendo analizar los intervalos RR en milisegundos y las pequeñas variaciones que ocurren entre intervalos consecutivos (Veloza et al., 2019).

La monitorización cardíaca es un procedimiento no invasivo que utiliza señales visuales y auditivas para mostrar tanto el ritmo como la frecuencia cardíaca del paciente. La actividad eléctrica generada por el corazón durante cada latido se transmite a través de los tejidos circundantes, alcanzando la superficie de la piel (Gimeno et al., 2020).

Técnicas como el análisis del contorno de la onda de pulso y la bioimpedancia cardiotorácica están en proceso de validación para su implementación en cirugías no cardíacas. La elección del método de monitorización hemodinámica se realiza de acuerdo al riesgo quirúrgico del paciente y del tipo de intervención a realizar (Coelembier y Fellahi, 2020).

Durante el ciclo cardíaco, las diferentes ondas se registran utilizando papel milimetrado termosensible o pantallas osciloscópicas, empleando electrodos y cables conductores que captan el ritmo cardíaco y cualquier cambio asociado (Gimeno et al., 2020).

Las señales de ECG se generan por la actividad eléctrica del músculo cardíaco. Este proceso comienza en el nodo sinoauricular (SA) con la onda P, seguido por el complejo QRS, que representa la despolarización ventricular, y finaliza con la onda T, correspondiente a la repolarización ventricular (Jiménez et al., 2019).

IV. CONCLUSIONES:

La presente investigación ha permitido analizar la importancia de las ondas mecánicas y su aplicación en la monitorización cardíaca, un área fundamental para la atención clínica y el cuidado intensivo. A través del estudio de los principios físicos, las tecnologías involucradas y el rol del profesional de enfermería, se destacan los avances que contribuyen a mejorar la precisión diagnóstica y la seguridad del paciente.

1. EVIDENCIAR LA RELACIÓN ENTRE LAS ONDAS MECÁNICAS Y SU APLICACIÓN EN LA MONITORIZACIÓN CARDÍACA.

Se estableció que las ondas mecánicas, como las generadas por los latidos cardíacos y el flujo sanguíneo, son fundamentales para la monitorización cardíaca. Estas ondas permiten registrar y analizar datos en tiempo real sobre la actividad del corazón mediante tecnologías avanzadas, como sensores no invasivos y electrocardiogramas, mejorando la precisión en el diagnóstico y la atención al paciente.

2. DESCRIBIR LOS PRINCIPIOS FÍSICOS DE LAS ONDAS MECÁNICAS Y SU APLICACIÓN EN LA TECNOLOGÍA DE MONITORIZACIÓN CARDÍACA.

Las ondas mecánicas se propagan a través de un medio material y transportan energía. Sus características, como frecuencia, amplitud e intensidad, son aplicadas en dispositivos como monitores de presión arterial y sensores de flujo. Estos principios físicos facilitan el desarrollo de tecnologías como el ECG y los sensores de onda pletismográfica, que son esenciales en la monitorización de parámetros cardíacos.

3. DEFINIR LOS CONCEPTOS CLAVE DE MONITORIZACIÓN CARDÍACA Y ONDAS MECÁNICAS.

La monitorización cardíaca se refiere al registro continuo de la actividad eléctrica y mecánica del corazón mediante dispositivos tecnológicos, como los electrocardiógrafos. Por su parte, las ondas mecánicas son perturbaciones que se desplazan a través de un medio, siendo clasificadas como longitudinales o transversales. Estos conceptos constituyen la base para entender la interacción entre las tecnologías de monitoreo y las propiedades físicas del corazón.

4. INDICAR EL ROL DE LA ENFERMERA EN LA MONITORIZACIÓN CARDÍACA.

El profesional de enfermería desempeña un papel crítico en la utilización e interpretación de tecnologías de monitorización cardíaca. Esto incluye la gestión de dispositivos, la evaluación de datos en tiempo real y la ejecución de intervenciones basadas en hallazgos clínicos. Además, la enfermera debe estar capacitada en la aplicación de los principios físicos de las ondas mecánicas para optimizar la atención y garantizar la seguridad del paciente.

V. RECOMENDACIONES:

Las ondas mecánicas son herramientas indispensables en la monitorización cardíaca, ya que permiten obtener información precisa y detallada sobre la función y la estructura del corazón, permitiendo evidencias ciertas anomalías o casos clínicos graves, facilitando la identificación de los diagnósticos.

VI.   **EVIDENCIAR**

1. Registrar los antecedentes nacionales e internacionales sobre el desarrollo y la aplicación de tecnologías de monitorización cardíaca basadas en ondas mecánicas. Contrastando los avances nacionales con los de otros países líderes en el campo, identificando tendencias globales y mejores prácticas.

DESCRIBIR

2. Establecer los principios físicos de las ondas mecánicas y su aplicación en tecnologías específicas de monitorización cardíaca. Lo que permite profundizar en el funcionamiento de tecnologías como la ecocardiografía, la fonocardiografía, la magnetocardiografía y otras, detallando los principios físicos subyacentes a cada una.

DEFINIR

3. Realizar ejercicios de casos sobre ondas mecánicas y su aplicación en el área clínica, es mencionar los conceptos básicos y principales de esto, dando a conocer y a aprender cada punto a considerar sobre la monitorización cardiaca y las ondas.

INDICAR

4. Desarrollar actividades relacionadas con la aplicación de la física en la enfermería, como el estudio de las ondas mecánicas y del electrocardiograma, así como un simulador de monitoreo, consiguiendo destacar cada importancia de cada tema sobre la física, la monitorización cardiaca y el cuidado del paciente.

REFERENCIAS BIBLIOGRÁFICAS

Alcorta, N., Pinedo, F. (2021). Desarrollo de un sistema electrónico biomédico portátil para el monitoreo y registro de signos vitales de las personas en la ciudad de Trujillo – Perú. https://repositorio.upao.edu.pe/handle/20.500.12759/7127

Alcorta, S. (2021). Desarrollo de un sistema electrónico biomédico portátil. Universidad Privada Antenor Orrego. https://repositorio.upao.edu.pe/handle/20.500.12759/7127?show=full

Álvarez, D. (2019). Diseño de un prototipo de monitoreo oximétrico adulto-pediátrico hospitalario. Repositorio Institucional de la UTP.

https://repositorio.utp.edu.pe/handle/20.500.12867/2470

ARIAS, R. (2020). INTERACCIÓN ENTRE LA ARGUMENTACIÓN Y EL APRENDIZAJE DEL CONCEPTO DE ONDA MECÁNICA.

https://core.ac.uk/download/pdf/84116931.pdf

Armesto, L. C., & Rojas, C. M. (2022). Incidencia de las flipped classroom como estrategia didáctica para la enseñanza de la propagación de las ondas mecánicas en estudiantes de undécimo grado de la institución educativa Policarpa Salavarrieta de Sincelejo (Sucre).

https://repositorio.unisucre.edu.co/server/api/core/bitstreams/69660b15-4cf7-4808-a23d-19a8698fa750/content

Arteaga, N. (2021). Desarrollo de un dispositivo portátil inalámbrico para detección y transmisión de la señal de electrocardiograma en pacientes post ablacionados. Repositorio Institucional de la UTP. https://repositorio.utp.edu.pe/handle/20.500.12867/4871

Barranco, M. (2020). Nuevos avances en la monitorización del gasto cardíaco en asistencia mecánica circulatoria. Estudio experimental. file:///C:/Users/Natal/Downloads/T41993%20(1).pdf

Bejarano, R. (2023). Desarrollo de un sistema de monitoreo remoto de signos vitales. Universidad Nacional de Trujillo. https://dspace.unitru.edu.pe/items/8ce66e90-3a6b-415a-8d3d-ddc8fcfcbb68

Berry, C. (2022). Monitorización y estudio del paciente en cuidados críticos. Manual MSD Versión Para Profesionales. https://www.msdmanuals.com/es/professional/cuidados-cr%C3%ADticos/abordaje-del-paciente-con-enfermedad-cr%C3%ADtica/monitorizaci%C3%B3n-y-estudio-del-paciente-en-cuidados-cr%C3%ADticos

Bracho, G., Viloria, R., Utria, A. & Torres, M. (2020). Desarrollo del prototipo de un sistema portátil de monitoreo cardiaco ambulatorio por eventos implementando tecnología inalámbrica y móviles android. ResearchGache. https://www.researchgate.net/publication/339484234_DESARROLLO_DEL_PROTOTIPO_DE_UN_SISTEMA_PORTATIL_DE_MON

ITOREO_CARDIACO_AMBULATORIO_POR_EVENTOS_IMPL
EMENTANDO_TECNOLOGIA_INALAMBRICA_Y_MOVILES_
ANDROID

Calderon, B. D. (2020). Experiencias cotidianas con un trasfondo físico; caracterización de las ondas mecánicas. http://hdl.handle.net/20.500.12209/12470

CareTaker. (2020). Care Taker Medical. https://caretakermedical.net/es/sobre-nosotros-caretaker-medical/

Casas, Q. (2023). Aplicación para la detección de arritmias basada en algoritmos de análisis de ECG. Universidad de Lima. https://repositorio.ulima.edu.pe/bitstream/handle/20.500.12724/1409 4/Tesis.pdf?sequence=1

Chaca, P., Miguel Z., & Sacsa O. (2023). Conocimiento sobre electrocardiograma e interpretación de alteraciones cardíacas en enfermeras del servicio de emergencia. Universidad Nacional del Callao. https://hdl.handle.net/20.500.12952/8125

Chambi, F., & Rosales C. (2019). Prototipo de un sistema inteligente basado en Arduino para monitorear el ritmo cardíaco en tiempo real. Universidad Autónoma del Perú. https://repositorio.autonoma.edu.pe/handle/20.500.13067/818

Chávez P., & Guardia F. (2019). Aplicación de inteligencia artificial en un sistema de análisis en tiempo real. Universidad Ricardo Palma. https://repositorio.urp.edu.pe/entities/publication/1015d43e-e87c-4f06-b070-3a6b4efc5ed2

Chávez, V., & Cortijo U. (2024). Monitoreo de signos vitales a través de un dispositivo móvil para personas con síntomas de insuficiencia cardíaca. Universidad Privada Antenor Orrego. https://hdl.handle.net/20.500.12759/32331

Chen, J., Zhang, D., Wu, Z., Zhou, F., Sun, Q., & Chen, Y. (2022). Contactless electrocardiogram monitoring with millimeter wave radar. IEEE Transactions on Mobile Computing, 23(1), 270-285. https://ieeexplore.ieee.org/abstract/document/9919401/

Coelembier, C., & Fellahi, J. L. (2020). Monitorización hemodinámica del paciente en cirugía no cardíaca. EMC-Anestesia-Reanimación, 46(3), 1-15. https://www.sciencedirect.com/science/article/abs/pii/S12804703204 39866

Enfermedades cardiovasculares. (2024). OPS/OMS | Organización Panamericana de la Salud. https://www.paho.org/es/temas/enfermedades-cardiovasculares

Escalante, C. (2023). Diseño de un sistema SCADA para las señales cardiacas de los pacientes del área de cardiografía en el hospital de emergencia Villa El Salvador 2020. Repositorio UNJFSC. https://repositorio.unjfsc.edu.pe/handle/20.500.14067/7561

Flores, B. (2018). Monitoreo y alerta en personas con problemas cardíacos utilizando wearable en la provincia de Andahuaylas. Universidad Nacional José María Arguedas. https://repositorio.unajma.edu.pe/handle/20.500.14168/442

Gimeno, C. V., Rosal, O. P., & Castrillo, G. G. (2020). Atención de enfermería a la persona que precisa monitorización cardíaca. *Lenguaje NIC para el aprendizaje teórico-práctico en* enfermería, 285.

Lenguaje NIC para el aprendizaje teórico-práctico en enfermería - Rosa Rifà Ros, Cristina Olivé Adrados, Montserrat Lamoglia Puig - Google Libros

González, M., Brugiati, A., & Barría, C. (2018). DISEÑO DE UN SISTEMA EXPERTO PARA LA MONITORIZACIÓN DE SIGNOS VITALES EN ADULTOS MAYORES. Laccei. https://laccei.org/LACCEI2018-Lima/student_Papers/SP132.pdf

Gorrasi, J., Pazos, A., Florio, L., Américo, C., Lluberas, N., Parma, G., & Lluberas, R. (2019). Monitorizacion del gasto cardiaco con ecocardiografia transtoracica y cateter de Swan Ganz. Estudio comparativo en pacientes en ventilacion mecanica con presión positiva espiratoria final elevada. Revista Brasileira de Terapia Intensiva, 31(4), 474-482. https://www.scielo.br/j/rbti/a/Sm4CBLSVPfdtwDTFj5NyjMw/?lang=es

Guisado, M., Astier, M., Gómez, R., & Ares, S. (2022). Enfermedades Infecciosas y Microbiología Clínica, (2024)- Datos abiertos de monitorización de la COVID-19 en España: estudio descriptivo. https://www.sciencedirect.com/science/article/pii/S0213005X22001914http://hdl.handle.net/2117/338297 https://posgradofment.umsa.bo/memoriadelposgrado/wp-content/uploads/2024/09/AO-NINA-MARIELA.pdf

Jara, J., & Melgarejo, N. (2018). "Diseño de un sistema de monitorización ambulatoria usando google cloud platform basado en el prototipo de un pulsómetro para pacientes con arritmia cardíaca". https://repositorio.unac.edu.pe/handle/20.500.12952/3431

Jiménez, R. R., Diosdado, A. M., & Justo, J. Z. (2019). Detector de picos de ECG y algoritmo de análisis de forma de onda. https://www.esfm.ipn.mx/assets/files/esfm/docs/RNAFM/articulos-2020/XXVRNAFM076.pdf

Kobe, J., Mishra, N., Arya, V. K., Al-Moustadi, W., Nates, W., & Kumar, B. (2019). Cardiac output monitoring: Technology and choice. Annals of cardiac anaesthesia, 22(1), 6–17. https://doi.org/10.4103/aca.ACA_41_18

Krittanawong, C., Rogers, A. J., Johnson, K. W., Wang, Z., Turakhia, M. P., Halperin, J. L., & Narayan, S. M. (2021). Integration of novel monitoring devices with machine learning technology for scalable cardiovascular management. Nature Reviews Cardiology, 18(2), 75-91.https://www.nature.com/articles/s41569-020-00445-9

Marite, N. M. M., & Neptali, M. N. (2023). Valoración de la onda pletismográfica como predictor de respuesta a fluidoterapia intraoperatoria en pacientes sometidos a ventilación mecánica bajo anestesia general en el Hospital de Clínicas Universitario, 2020.

Marquina, J. (2018). Adquisición y transmisión de señales cardiovasculares para pacientes en atención pre-hospitalaria. https://repositorio.utp.edu.pe/handle/20.500.12867/2646

Martínez Collado, A. (2019). Abordaje enfermero de la monitorización remota en pacientes con problemas cardíacos: Revisión narrativa. [Trabajo de fin de grado, Universidad Autónoma de Madrid].

Méndez, W. V., Rivera, V. D. J. C., Rivas, S. H. G., & Castrillo, C. J. H. (2024). Prototipo experimental para el aprendizaje de fenómenos ondulatorio. *Revista Educación*, 22(23), 12-24. https://revistas.unsch.edu.pe/index.php/educacion/article/view/485/3 88

Miranda, C. (2023). *Características sociodemográficas, clínicas y de monitoreo cardíaco en pacientes con antecedentes de COVID-19.* Universidad Católica de Santa María. https://repositorio.ucsm.edu.pe/items/6fc22d87-3630-4e4e-9db1-37b755a8a3b3

Moreno Sasig, N. G., Vélez Muentes, J. R., Campuzano Franco, M. A., Zambrano Córdova, J. R., & Vera Pinargote, R. G. (2021). Monitorización invasiva y no invasiva en pacientes ingresados a UCI. Análisis del comportamiento de las líneas de crédito a través de la corporación financiera nacional y su aporte al desarrollo de las PYMES en Guayaquil 2011-2015, 5(3), 278–292. https://doi.org/10.26820/recimundo/5.(2).julio.2021.278-292

Ortiz, A., & Cuadra, B. (2021). *Optimización del método de triangulación de áreas aplicado a la detección automática del inicio de ondas de pulso en señales con alta variabilidad de frecuencia cardíaca* (Doctoral dissertation, ESPOL. FIEC.). https://www.dspace.espol.edu.ec/bitstream/123456789/53628/1/T-111672%20Ortiz%20Matos%20.pdf

Palmieri, F., Gomis, P., Ruiz, J., Ferreira, D., Martín-Yebra, A., Pueyo, E., Laguna, P., et al. (2020). Monitorización en diálisis de la concentración de potasio en sangre mediante los cambios en la morfología multi-lead de la onda T: comparación entre usar la transformación en componentes periódicas y principales. CASEIB

2020: XXXVIII Congreso Anual de la Sociedad Española de Ingeniería Biomédica.

Ramos, M, & Monzón, C. (2020). Plataforma móvil para tratamiento preventivo y monitoreo de pacientes con enfermedades crónicas. Universidad Peruana de Ciencias Aplicadas. https://repositorioacademico.upc.edu.pe/handle/10757/337187

Rose, G., Márquez A., & Hernández C. (2017). Sistema de monitoreo remoto y detección de anomalías cardíacas. Research in Computing Science. https://www.rcs.cic.ipn.mx/2017_137/Sistema%20de%20monitoreo%20remoto%20y%20deteccion%20de%20anomalias%20cardiacas%20en%20pacientes%20ambulatorios.pdf

Ruiz, C. (2019). Implementación de un sistema no invasivo de monitoreo de la actividad cardíaca en adultos mayores residentes en Bogotá. file:///C:/Users/Natal/Downloads/RuizTrivi%C3%B1oCamiloEsteban2019.pdf

Salinas, J., Rotta, A., Barbini, R., Anchante, H., Larrauri, C., Romero, R., Rivera, R., Solorzano, P., & Bryce, A. (2011). Arritmia ventricular derecha de alta densidad en pacientes sin cardiopatía estructural: características clínicas y electrocardiográficas. Biblioteca Virtual Em Saúde. https://pesquisa.bvsalud.org/portal/resource/pt/lil-661429

Santillan, O. (2022). Cuidados de enfermería en pacientes con insuficiencia cardíaca congestiva que ingresan a la unidad de trauma shock del Hospital José Agurto Tello – Chosica. Universidad Nacional del Callao.

https://hdl.handle.net/20.500.12952/6632

Tang, C., Liu, Z., & Li, L. (2022). Mechanical sensors for cardiovascular monitoring: From battery-powered to self-powered. Biosensors, 12(8), 651. https://www.mdpi.com/2079-6374/12/8/651

Toledo, P., Herrera T., & Miyashiro A. (2017). Desarrollo e implementación de un sistema de monitoreo ambulatorio con tecnología celular. Universidad de Lima. https://hdl.handle.net/20.500.12724/21341

Vásquez A. (2021), "Diseño e implementación de un sistema inalámbrico de detección y alerta de fibrilación auricular en pacientes postrados en cama," tesis, Pontificia Universidad Católica del Perú.

Veloza, L., Jiménez, C., Quiñones, D., Polanía, F., Pachón-Valero, L. C., & Rodríguez-Triviño, C. Y. (2019). Variabilidad de la frecuencia cardiaca como factor predictor de las enfermedades cardiovasculares. Revista Colombiana de Cardiología, 26(4), 205-210

Villar, J. (2023). Sistema de medición de frecuencia cardiaca con redes neuronales para pacientes en zonas rurales.

https://repositorio.unac.edu.pe/handle/20.500.12952/7214

Yupanqui, J., & Roncal, S. (2018). Diseño e implementación de un módulo de monitoreo cardíaco portátil para zonas rurales. Pontificia Universidad Católica del Perú. http://hdl.handle.net/20.500.12404/12506

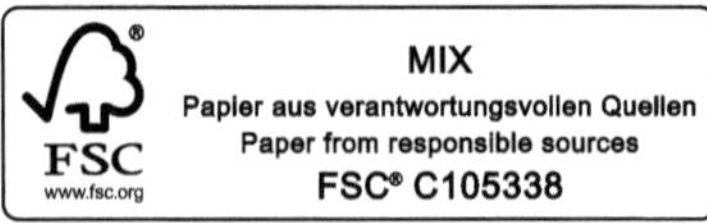

Printed by Books on Demand GmbH, Norderstedt / Germany